PUBLICATIONS DU *PROGRÈS MÉDICAL*

LÉSIONS

DU

PLANCHER BULBAIRE

ET DE

L'AQUEDUC DE SYLVIUS

DANS

l'hémorrhagie cérébrale avec inondation ventriculaire

Par L. CAPITAN

Chef de clinique de la Faculté à l'Hôtel-Dieu.

PARIS

Aux Bureaux du PROGRÈS MÉDICAL
14, rue des Carmes, 14

A. DELAHAYE et E. LECROSNIER
LIBRAIRES-ÉDITEURS
Place de l'École-de-Médecine

1886

LÉSIONS

DU

PLANCHER BULBAIRE

ET DE

L'AQUEDUC DE SYLVIUS

DANS

l'hémorrhagie cérébrale avec inondation ventriculaire

Il y a quelques mois, examinant le cerveau d'un malade mort dans le service, d'une hémorrhagie cérébrale avec inondation ventriculaire, accompagnée de la symptomatologie classique, nous avons remarqué à la surface du plancher bulbaire un petit piqueté hémorrhagique présentant une analogie complète avec les lésions obtenues expérimentalement par Duret et si bien étudiées dans son remarquable travail sur les traumatismes cérébraux (1). Depuis lors, nous avons constamment examiné le bulbe des sujets morts d'hémorrhagie cérébrale avec inondation ventriculaire : nous avons presque toujours retrouvé des lésions analogues, variant seulement

---

(1) *Études expérimentales et cliniques sur les traumatismes cérébraux.* — 1878. (Thèse de Paris).

par leur intensité. C'est le résultat de ces recherches que nous consignons dans cette note.

Nous avons examiné dix cerveaux de sujets ayant succombé dans le service à une hémorrhagie cérébrale avec inondation ventriculaire. Dans tous ces cas, la symptomatologie fut classique, le diagnostic put être fait presque toujours ; nous n'avons constaté aucun phénomène anormal. Dans tous les cas où il a été possible de se procurer de l'urine du malade, jamais nous n'avons observé de glycosurie, mais presque toujours une albuminurie, peu abondante d'ailleurs (10 à 30 centigr. environ par litre).

Nous n'insisterons donc pas sur la symptomatologie de chaque fait ; nous ne donnerons qu'un court résumé de chaque observation en n'indiquant que les points particuliers qui se rattachent spécialement à notre étude. Nous avons rangé ces faits suivant l'intensité des lésions constatées à l'autopsie, intensité qui d'ailleurs ne semble pas correspondre à une gravité plus grande des accidents observés sur le malade, si tant est qu'il soit possible d'établir une hiérarchie dans une symptomatologie aussi grave que celle de l'hémorrhagie cérébrale.

Sur les dix cas que nous avons observés :

1° Deux fois nous n'avons rien remarqué de particulier sur le plancher du 4ᵉ ventricule.

2° Dans deux cas, il existait à la surface du plancher du 4ᵉ ventricule une dilatation vasculaire des plus nettes.

3° Dans quatre cas, le piqueté hémorrhagique avec petits foyers hémorrhagiques de dimensions variées, et dilatation de l'aqueduc de Sylvius.

4° Les deux derniers faits, enfin, nous ont montré une attrition marquée en avant de l'orifice supérieur de l'aqueduc de Sylvius et, dans un cas, un éclatement complet de l'aqueduc.

Nous allons passer rapidement en revue chacun de ces faits ; nous essayerons ensuite d'en donner l'interprétation.

1° Dans les deux cas (observ. I et II), où nous n'avons rien observé de particulier à la surface du plancher du 4ᵉ ventricule, il existait seulement un léger degré d'attrition sur toute la surface des ventricules latéraux. Dans un cas, le foyer hémorrhagique siégeait dans l'intérieur des noyaux centraux à gauche ; à la surface externe du noyau lenticulaire dans l'autre cas, et dans les deux il y avait inondation ventriculaire. La symptomatologie fut classique, le diagnostic facile.

2° Dans les deux faits suivants, nous n'avons observé qu'une dilatation très marquée des vaisseaux à la surface du plancher du 4ᵉ ventricule. D'ailleurs, voici en quelques mots ces deux observations :

Obs. III. — Bar..., 73 ans, marchand ambulant ; éthylique avéré. Avait déjà eu plusieurs attaques, mais n'était pas resté paralysé. Il en a une le 24 juillet 1886, vers 5 heures du matin. On l'apporte immédiatement à l'hôpital. A la visite du matin on le trouve dans le coma avec hémiplégie gauche, flasque complète, paralysie du facial inférieur, respiration stertoreuse (40 R. par min.). Pouls fort, rapide (100 P.), pupilles rétrécies non déviées, etc. Il reste dans le même état ; la respiration s'embarrasse de plus en plus et il meurt le lendemain 25, à 10 heures du soir. A l'autopsie (27 au matin) on trouve un énorme foyer hémorrhagique ayant complètement détruit les noyaux centraux du côté droit et envahi les ventricules. L'autre hémisphère est normal.

L'aqueduc de Sylvius est un peu dilaté. A la surface du plancher bulbaire on observe une dilatation marquée des artérioles et veinules mais pas de piqueté hémorrhagique.

Cœur et reins scléreux ; pas de lésions valvulaires.

Obs. IV. — Vieille femme d'environ 60 ans sur laquelle on n'a aucun renseignement. Apportée en plein coma avec hémiplégie droite complète accompagnée d'un peu de contracture, yeux convulsés en haut et à gauche. Pouls rapide ; peu de dyspnée. Elle reste dans le même état pendant cinq jours, une fois elle semble s'éveiller et reprendre un peu connaissance, tout en ne pouvant parler. Elle meurt le sixième jour.

A l'autopsie on trouve un foyer de ramollissement cortical occupant tout le lobule pariétal supérieur du côté gauche ; dans ce foyer il s'est fait un foyer hémorrhagique qui pénètre dans le ventricule en perforant le corps strié et la couche optique. A la surface du plancher, dilatation vasculaire assez marquée.

Nous avons voulu indiquer ces deux cas ; cependant, nous n'y insisterons pas. Ces lésions bulbaires, en effet, ne sont probablement pas spéciales aux formes cliniques que nous étudions. *M. Luys* les a rencontrées plusieurs fois chez des cardiaques morts en asystolie sans autres lésions cérébrales ; *M. Dupuis* les a observées chez des chiens dont il avait dénudé une région de l'écorce cérébrale (1). La pathogénie de ces dilatations vasculaires à la surface du plancher bulbaire paraît donc être variable.

3° Les cas qui suivent sont bien plus nets ; dans tous nous avons trouvé le piqueté hémorrhagique de la surface du 4e ventricule, parfois de véritables foyers hémorrhagiques minuscules ouverts dans le 4e ventricule et, le plus souvent, une dilatation marquée de l'aqueduc de Sylvius. Lorsqu'on faisait une coupe transversale du bulbe, on voyait par places de petits foyers hémorrhagiques punctiformes, disposés irrégulièment dans l'épaisseur de la substance nerveuse, mais pas aussi nets ni aussi marqués qu'à la surface du plancher.

Obs. V. — Il s'agit là du premier malade auquel nous faisions allusion au début de ce travail. C'était un homme de 45 ans environ, ramassé sur la voie publique où il était tombé

---

(1) Communications orales à la séance du 7 août de la *Société de biologie*, à la suite de l'exposé succint que nous avons fait de ces faits.

frappé d'apoplexie. Il était dans le coma le plus complet ; hémiplégique gauche flasque. Il mourut le soir de son entrée. A l'autopsie, destruction complète des noyaux centraux du côté droit, inondation ventriculaire, piqueté hémorrhagique à la surface du plancher du 4e ventricule.

OBS. VI. — Homme de 55 ans, tombé sur la voie publique, amené dans le coma. Le stertor alterne par moments avec des attaques épileptiformes subintrantes. On diagnostique : hémorrhagie cérébrale avec inondation ventriculaire. Mort après 10 heures. A l'autopsie : artères de l'encéphale très athéromateuses. Hémorrhagie considérable ayant complètement détruit les noyaux centraux et envahi les ventricules qui sont distendus par le sang. Le plancher du 4e ventricule est parsemé d'un piqueté hémorrhagique ; les foyers toujours extrêmement petits sont de dimensions un peu irrégulières ; ils sont un peu plus abondants sur les parties moyennes et latérales.

OBS. VII. — Homme de 45 à 50 ans, ramassé sur la voie publique, amené dans le coma complet ; stertor, pouls rapide, relâchement musculaire général. Mort 8 heures après son entrée. A l'autopsie, au moment où, en enlevant le cerveau, on déchire la tige du corps pituitaire, le liquide ventriculaire s'échappe avec force ; c'est l'indication d'une pression exagérée dans l'intérieur des ventricules. Foyer hémorrhagique assez volumineux siégeant à droite à la partie externe du noyau lenticulaire, ayant glissé en avant et en dedans, séparant le noyau de la capsule externe et ayant pénétré dans le ventricule après avoir coupé la partie antérieure de la capsule interne et détruit la tête du noyau caudé. Les ventricules sont également distendus par des caillots sanguins. L'aqueduc de Sylvius est un peu dilaté. Le plancher du 4e ventricule présente un piqueté hémorrhagique très marqué. Ces hémorrhagies très nombreuses sont ordinairement très petites, punctiformes, mais par places elles sont un peu plus grosses et présentent environ le volume d'une tête d'épingle ordinaire. Ces petits foyers hémorrhagiques siègent immédiatement au-dessous de la surface du plancher bulbaire (voir page 9, fig. 1). Sur une coupe la substance cérébrale du bulbe montre de minuscules petits points hémorrhagiques bien moins abondants et plus petits que ceux de la surface du plancher du 4e ventricule.

OBS. VIII. — Vieillard de 60 ans, ramolli, gâteux ; dans le service depuis 8 jours avec une hémiplégie gauche incomplète. Pris subitement d'une attaque, il meurt dans le coma après 4 à 5 heures. A l'autopsie, destruction des noyaux centraux du côté

gauche ; envahissement ventriculaire par une grande quantité
de sérosité sanguinolente et de caillots sanguins. Dans les
noyaux centraux de l'autre hémisphère, nombreuses lacunes
et un foyer ocreux. Sur le plancher du 4ᵉ ventricule, il existe
un peu de piqueté et plusieurs petits foyers hémorrhagiques
un peu plus volumineux que ceux des cas précédents ; un surtout presque au centre offre le volume environ d'un pepin de
raisin ; il est déchiré à la partie supérieure et communique
avec le ventricule. L'aqueduc est nettement dilaté (v. ci-contre fig. 2). Il y a une légère attrition de la substance cérébrale en divers points des ventricules, même à une certaine
distance du foyer hémorrhagique.

Voici donc quatre cas d'hémorrhagie cérébrale avec
inondation ventriculaire et distension des ventricules
par le sang et de la sérosité. Or, dans ces quatre cas, à
des degrés divers, il existait de la façon la plus nette
un piqueté hémorrhagique, surtout marqué à la surface
du plancher du 4ᵉ ventricule ; parfois il y avait même
de petits foyers sanguins avec rupture et de plus une
dilatation très nette de l'aqueduc de Sylvius. Le bulbe
présentait alors exactement l'aspect des bulbes observés
par Duret chez les animaux morts de compression ou
de commotion cérébrale. On peut donc supposer que,
dans ces cas pathologiques, les choses se sont passées
comme dans les expériences de Duret. La rupture des
parois des ventricules au niveau des noyaux centraux,
l'envahissement par le sang de leurs cavités se font
brusquement, il y a donc subitement augmentation
considérable de la quantité de liquide ventriculaire
normal et reflux brusque de ce liquide vers l'aqueduc
de Sylvius et le 4ᵉ ventricule. C'est exactement ce que
produisait Duret en faisant une injection soit de cire,
soit d'eau dans l'intérieur des ventricules (1). D'ailleurs, ce n'est pas là une simple hypothèse, notre observ. VII montre bien que, malgré les trente heures

---

(1) Duret. *loc. cit.* p. 195 et 212 et les figures surtout de la
planche XIX.

écoulées depuis la mort de l'individu jusqu'au moment de l'autopsie, le liquide céphalo-rachidien était encore en telle quantité qu'il a brusquement jailli dès qu'une ouverture a été pratiquée dans la paroi des cavités ven-

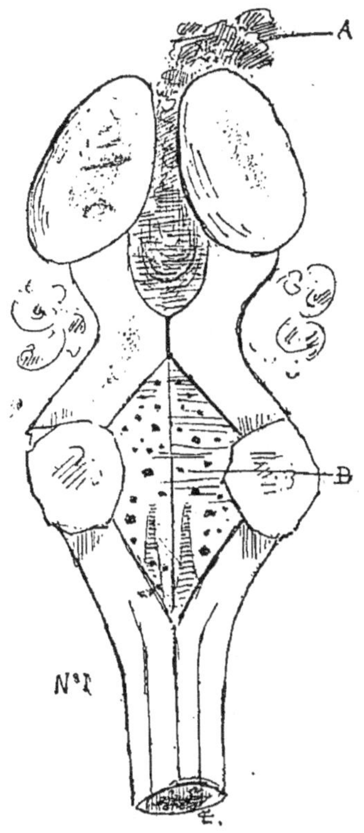

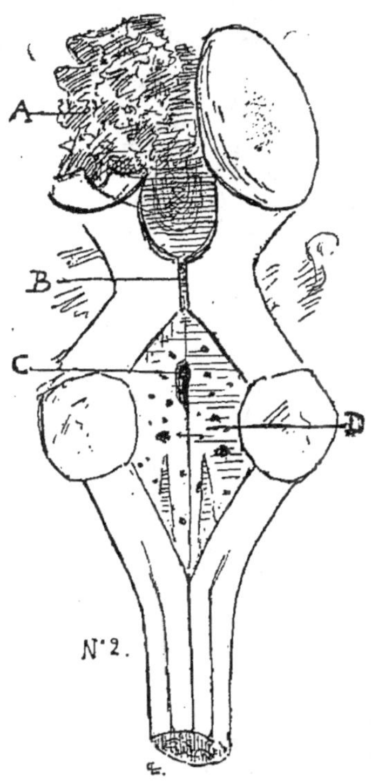

Fig. 1. — OBS. VII. — A, Hémorrhagie ayant pénétré dans le ventricule en détruisant la tête du noyau caudé. — B. Piqueté hémorrhagique, avec petits foyers de dimensions inégales à la surface du plancher du IVe ventricule.

Fig. 2. — OBS. VIII. — A. Foyer hémorrhagique ayant détruit les noyaux centraux. — B. Aqueduc de Sylvius dilaté. — C. Petit foyer hémorrhagique à la surface du plancher du IVe ventricule et présentant une déchirure à sa partie supérieure. — D. Piqueté hémorrhagique.

triculaires. C'est donc là une preuve matérielle de l'augmentation très marquée de la pression intraventriculaire. D'ailleurs, nous avons pu observer un autre fait, où

il a été facile de constater l'existence d'une autre lésion,
— l'attrition très marquée de la substance nerveuse
bordant le ventricule — lésion qui fait rarement défaut

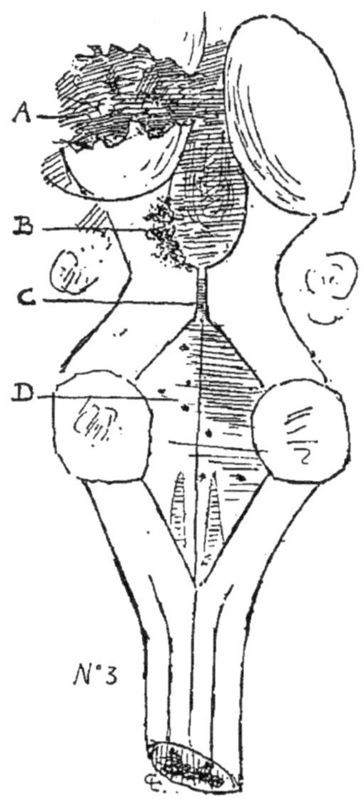

Fig. 3. — Obs. IX. — A. Foyer hémorrhagique ayant perforé la couche optique pour pénétrer dans le ventricule. — B. Attrition très marquée de la paroi ventriculaire en avant de l'orifice de l'aqueduc de Sylvius. — C. Aqueduc dilaté. — D. Piqueté hémorrhagique peu marqué,

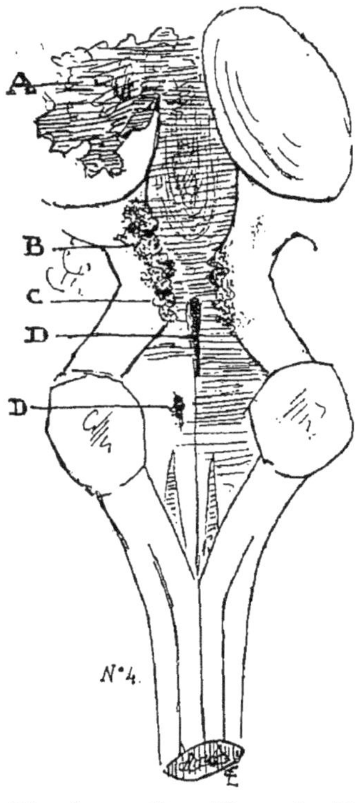

Fig. 4. — Obs. X. — A. Foyer hémorrhagique ayant détruit les noyaux centraux. — B. Attrition marquée de la paroi ventriculaire en avant de l'orifice supérieur de l'aqueduc. — C. Eclatement de l'aqueduc dont les parois sont également le siège d'une attrition considérable. — D. Deux foyers hémorrhagiques ouverts à la surface du plancher du IV⁰ ventricule.

dans les expériences de Duret. Voici en deux mots cette
observation :

Obs. IX. — Femme de 45 à 50 ans, ramassée sur la voie publique et amenée dans le coma ; stertor, yeux largement ou-

verts, pupilles contractées. Hémiplégie droite complète avec un peu de contracture. Le pouls a une rapidité excessive, il est presque incomptable (plus de 150 pulsations) et petit. Elle reste dans cet état, puis semble à un moment reprendre un peu connaissance sans toutefois pouvoir parler et meurt 48 heures après son entrée. A l'autopsie, en enlevant le cerveau, on fait une petite déchirure de la paroi ventriculaire, aussitôt le liquide céphalo-rachidien sort brusquement, formant un véritable jet. Il y a donc là encore comme dans l'observation VII une tension exagérée du liquide contenu dans les ventricules.

Hémorrhagie cérébrale gauche ayant complètement détruit le noyau caudé en sa partie moyenne et perforé la couche optique pour pénétrer dans le ventricule. Sur le plancher bulbaire un piqueté peu marqué, mais la face ventriculaire du côté gauche au niveau des tubercules quadrijumeaux, un peu en avant de l'aqueduc de Sylvius, a subi une attrition profonde qui a détruit la partie superficielle du bord de la cavité ventriculaire, le point semblable du côté opposé étant normal. L'aqueduc est notablement dilaté. (Voir ci-contre fig. 3.)

Ne peut-on pas, dans ce cas, mettre cette attrition sur le compte du flot de liquide céphalo-rachidien, qui serait venu frapper brusquement et obliquement contre l'orifice de l'aqueduc de Sylvius, par où il n'aurait pu s'écouler assez rapidement pour venir transmettre le choc sur le plancher ventriculaire et y produire des lésions aussi graves que dans les cas précédents. D'ailleurs, il faut bien le dire, cette attrition de la substance cérébrale se remarque parfois sur bien des points isolés des parois ventriculaires, mais moins marquée qu'au bulbe, et vraiment il paraît bien probable qu'on doit en expliquer la production par une action mécanique, le choc du liquide céphalo-rachidien brusquement projeté contre les parois par l'irruption dans les ventricules de la masse notable du sang provenant de l'hémorrhagie centrale. On sait aussi les raisons mécaniques qui font que cette action doit être plus marquée au niveau de l'aqueduc ou du plancher bulbaire.

On pourrait objecter cependant qu'il s'agit là d'altérations antérieures à l'hémorrhagie : ce serait revenir à l'antique conception du ramollissement hémorrhagipare que rien ne démontre. De plus, l'existence de ces lésions, surtout à la surface des ventricules et bien moins nettement dans l'intérieur de la substance nerveuse elle-même semble indiquer qu'il s'agit de lésions consécutives à l'hémorrhagie et explicables par le mécanisme du choc du liquide céphalo-rachidien, ainsi que l'a démontré Duret pour la compression cérébrale. D'ailleurs, un fait que nous avons observé semble ne laisser aucun doute à cet égard. Dans ce cas, il y a non seulement attrition des parois ventriculaires, mais éclatement complet de l'aqueduc avec foyers hémorrhagiques ouverts à la surface du plancher bulbaire. La précaution que nous avons prise ici, comme dans tous les cas d'ailleurs, d'enlever le cerveau nous-même et avec grand soin, nous permet d'affirmer que toutes les causes d'erreur, provenant de la fragilité du cerveau en pareille circonstance, ont été absolument évitées. Voici d'ailleurs cette observation :

OBS. X. — Homme de 40 à 45 ans, apporté dans le coma. On constate une paralysie du facial inférieur à gauche ; hémiplégie gauche avec contracture ; parésie très marquée du côté droit. Pupille droite dilatée, tandis que la gauche est contractée ; strabisme divergent, cœur volumineux, battements forts, réguliers. (P. 75). Respiration absolument arythmique rappelant le type de Cheyne-Stokes d'une façon irrégulière. Il meurt 12 heures après son entrée. A l'autopsie, en enlevant le cerveau, il sort un peu de sérosité rougeâtre par la tige du corps pituitaire et en bien plus grande quantité par le confluent postérieur au niveau de l'angle inférieur du 4e ventricule. Du côté droit il existe à la surface externe du noyau lenticulaire un volumineux foyer ancien dans lequel il s'est produit une hémorrhagie récente assez abondante ayant envahi le noyau lenticulaire dans lequel elle est enkystée et comprimant la capsule interne. De ce côté la paroi ventriculaire est saine. A gauche il existe un énorme foyer hémorrhagique ayant presque le volume du poing ; il a complètement détruit les noyaux centraux et une certaine partie de la substance blanche avoisinante. Tout autour, ce qui reste des parois ventriculaires de ce côté présente une attrition considérable surtout marquée en avant de l'orifice supérieur de l'aqueduc de Sylvius. Celui-ci a d'ailleurs éclaté ; on peut y introduire facilement l'index ; ses parois sont le siège d'une attrition extrêmement marquée. A la surface du plancher du 4ᵉ ventricule il existe seulement deux foyers hémorrhagiques d'un certain volume pénétrant à une petite profondeur dans l'intérieur du bulbe et déchirés à leur partie supérieure à la surface du plancher du 4ᵉ ventricule. (Voir ci-dessus, page 10, fig. 4.)

Cette dernière observation, on le voit, est bien nette et présente une telle identité avec les faits expérimentaux de Duret, qu'il paraît difficile de l'interpréter autrement. D'autre part, si on la rapproche des observations précédentes, on peut remarquer les analogies qu'elles présentent toutes au point de vue anatomo-pathologique, d'où une identité bien probable de leur pathogénie.

Quoi qu'il en soit, nous avons voulu dans cette note attirer l'attention sur ces particularités anatomiques, qui sont presque de règle dans l'hémorrhagie cérébrale avec inondation ventriculaire. Nos dix observations montrent leur fréquence (8 fois sur 10 cas), et les diverses formes qu'elles peuvent revêtir. Quant au mode pathogénique, nous avons cherché à l'expliquer d'un façon rationnelle par la comparaison avec les expériences de Duret, qui lui ont donné des lésions identiques ; mais, en somme, ce n'est là qu'une hypothèse vraisemblable, il est vrai. Nous tenons seulement à signaler les lésions des parois ventriculaires, de l'aqueduc et du plancher du 4ᵉ ventriculaire. Ces lésions, d'ailleurs, ont une importance réelle, car vraisemblablement ce sont elles qui permettent d'expliquer les phénomènes bulbaires qu'on observe dans l'hémorrhagie cérébrale avec inondation ventriculaire, et auxquels jusqu'ici on avait l'habitude d'attribuer une origine uniquement sympathique ou réflexe. Tels sont, par exemple, les troubles du rythme respiratoire ou cardiaque que nous avons indiqués dans plusieurs de nos observations et qu'on pourrait expliquer par les altérations des noyaux du pneumo-gastrique.

Ainsi donc, les lésions matérielles du plancher bulbaire sont presque de règle dans l'hémorrhagie cérébrale avec inondation ventriculaire, elles s'accompagnent de lésions de voisinage variées : distension ou même éclatement de l'aqueduc de Sylvius, attrition des parois ventriculaires surtout près de son orifice supérieur. C'est ce que nous avons voulu établir dans ce travail ; nous souhaitons que la démonstration paraisse suffisante.

PARIS. — IMP. V. GOUPY ET JOURDAN, RUE DE RENNES, 71

9 782019 646004